世界卫生组织曾经给健康素养下过一个定义："健康素养代表人的认知和社会技能，这些技能决定了个体具有动机和能力去获得、理解和利用与健康相关的信息并通过这些途径能够促进和维持健康。"健康素养简单来讲是一种能力，为了维护自身的健康，能够有意识获取、寻找跟自身健康相关的一些信息。它不仅要找到这些信息，而且能够理解这些信息，并运用这些信息来改善自身的修养，养成健康的生活方式，从而提高自身的健康水平。

国家卫生和计划生育委员会发布的《2013年中国居民健康素养监测报告》显示，2013年城乡居民健康素养水平为9.48%，意味着每100个15~69岁的人群中，仅有不足10人具备基本的健康素养。由此可见，我国城乡居民的健康素养总体仍处于较低水平，且提升速度缓慢。提高健康素养，需要我们掌握相关健康知识，并能对此做出判断，正确地指导生活。

本书介绍了健康体检的重要性、注意事项以及对体检报告和医师追访、建议的理解等相关知识，以期引起电力员工对健康体检的重视与关注，提高电力员工健康素养。

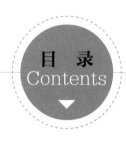

# 目　录
## Contents
▼

引言

第一节　为什么要进行健康体检 / 01

第二节　怎样选择体检项目 / 04

第三节　体检前的注意事项 / 10

第四节　看懂常用化验结果 / 13

第五节　理解主检医师建议 / 26

第六节　接受主检医师追访 / 30

第七节　正确看待肿瘤标志物检查结果 / 33

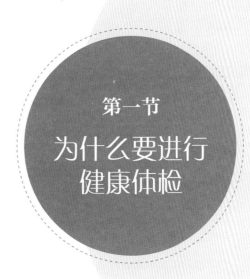

第一节

为什么要进行
健康体检

单位发通知了，一年一度的体检又要开始了，办公室里议论纷纷，小王说："我今年都不打算去了，查半天，啥也查不出来。"老李说："我自己的身体自己最清楚，根本不用查。"周大姐说："你们说得不对，去年体检咱们单位小乔不就查出来宫颈癌了吗？后来赶紧做了手术，现在恢复挺好的。我原来都不知道自己血压高，去年查出来之后，医生建议我先调整生活方式观察看看，我开始注意饮食并且每天散步锻炼，现在血压已经平稳了，所以体检还是有用的。"他们说得有道理吗？为什么要进行健康体检？体检到底有没有用呢？

 **健康体检是了解身体状况的渠道**

　　拿电力员工熟悉的设备检修举例，设备检修很重要的一项基础工作就是对设备的运行状况、工作参数进行跟踪监测，及时判断设备是否存在安全隐患，为消除设备缺陷做好准备。体检跟这是一个道理，通过各种检查手段，了解身体的健康状况，是为了有针对性地对身体进行"维护保养"，以保证它能正常工作。人体可比机械设备复杂精密得多，而且人体的"零件"一用七八十年，甚至更久，如果某个"零件"不能好好工作了，换掉它可不像设备更换元件那么容易。所以通过体检"排查"这些"零件"隐患，要比设备检查重要得多。

## 二、健康体检是针对一般人群的筛查

健康体检是针对一般人群的健康筛查，特别是单位组织的体检，其体检项目是针对这个群体设计的一般性检查，而对于一般人群中发生率较低的疾病，则没有相应的检查项目。

目前电力员工的体检项目基本涵盖了针对人群中发生率比较高的慢性疾病及其危险因素的检查，也就是说通过单位组织的体检是能够筛查出电力员工中常见的健康问题的。而且针对健康隐患，医生会在体检报告中给出进一步检查的提示，就是希望通过就诊和更深层次的检查，来弥补常规筛查涉及不到而又可能存在问题的部分。

## 三、健康体检能够捕捉疾病的蛛丝马迹

疾病的发生和进展常常需要较长的时间，在没有发展到一定阶段的时候，疾病常常是没有症状的，或者症状容易被自己忽略。比如高尿酸血症，如果不出现痛风症状，自己通常并没有感觉。再比如早期的乳腺癌、宫颈癌、肺癌等，患者身体常常没有任何症状，但是在健康体检中，却可以发现征兆，做到早发现、早治疗。

因此，健康体检非常有必要，通过健康体检发现健康问题，早诊早治，可以防微杜渐。但是健康体检又不是万能的，不能等同于看病，如果身体有任何的不适还是要到临床专科医院就诊。单位组织体检是对员工的健康负责，作为员工自己更应该对自己的健康负责。身体健康是一切的根本，关爱自己就从重视体检开始吧。

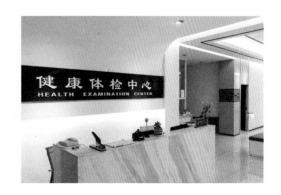

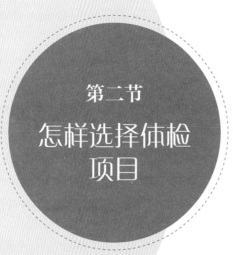

第二节

怎样选择体检项目

　　明确了健康体检的重要性，需要接着探讨体检项目的选择。既然人体那么复杂，那是不是体检项目越多，查得越全就越好呢？要想搞清楚这个问题，首先要知道不同的健康体检项目对应的是不同的检查手段。那么健康体检常用的检查手段有哪些呢？

 **健康体检常用的检查手段**

　　（1）临床检查类：最基础的一般检查，如测身高、体重，量腰围、臀围、血压等，以及内科、外科、耳鼻喉、口腔、妇科等医生通过问诊、触诊、叩诊、听诊等来进行的检查。

　　（2）检验类：就是大家熟悉的抽血、留尿、留便之后的各种化验检查。

　　（3）影像学检查类：像拍胸片、CT、核磁、B超、乳腺钼靶等，有些影像学检查人体是受X线照射的，比如胸透、胸片、CT、乳腺钼靶等；有些检查是没有X线照射的，比如B超、核磁检查。

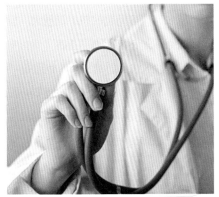

（4）功能检查类：如心电图、人体成分分析、四肢动脉硬化、肺功能、体适能检查等。

（5）内镜检查类：如纤维喉镜、胃镜、肠镜等。

（6）病理学检查类：如宫颈TCT检查、尿液TCT检查等，是把留取的样本里的细胞经过专业的处理后，放在显微镜下直接观察细胞的检查。

 **健康体检项目的科学选择**

从理论上讲，仅仅就"查病"而言，检查的项目越多，查到问题的概率就越大。但是，健康体检的原则是不能因为"查病"而影响身体的健康，所以受X线照射的检查（也就是"吃线"的检查）不能过度。有创伤的检查如心脏造影，还包括一些应用造影剂的检查如冠脉CT，也不建议作为一般体检筛查的项目。此外，从经济的角度出发，应当先选择一些基本项目进行筛查，如果发现有异常的项目，再做进一步的检查。这样既经济实惠，又基本能达到健康体检的目的。

参照中华医学会健康管理学分会2014年4月发布的《健康体检基本项目专家共识》，体检项目的选择应以无创、安全、有效为原则。

此共识分为健康体检基本项目（必选项目）和专项检查（备选项目）两部分内容，对体检项目的选择很有指导意义。

健康体检基本项目的价值是：为了解体检者（成人）的基本健康状况而设定，适用于大多数群体和个体。

健康体检选择项目的价值是：体检者经过健康体检基本项目检查，发现存在某些疾病风险或存在某些健康危险因素，在专业医师的指导下有针对性地选择个性化检查项目。

健康体检必选项目表见表1；健康体检备选项目表见表2。

表 1    健康体检必选项目表

| 一级目录 | 二级目录 | 主要检查内容 |
|---|---|---|
| 健康体检自测问卷 | — | 健康史、躯体症状、生活习惯、精神压力、睡眠健康、健康素养等 |
| 体格检查 | 一般检查 | 身高、体重、腰围、臀围、血压、脉搏 |
| | 物理检查 | 内科：心、肝、脾、肺、肾；<br>外科：浅表淋巴结、甲状腺、乳腺、脊柱四肢关节、肛门、外生殖器（男性）；<br>眼科检查：视力、辨色力、内眼、外眼、眼压；<br>耳鼻咽喉科：外耳道、鼓膜、听力、鼻腔、鼻窦、咽喉；<br>口腔科：口腔黏膜、牙齿、牙龈、颞颌关节、腮腺；<br>妇科：外阴、内诊 |
| 实验室检查 | 常规检查 | 血常规：白细胞计数（WBC）、红细胞计数（RBC）、血红蛋白（Hb）、血小板计数（PLT）；<br>尿液分析：尿蛋白（PRO）、尿潜血（BLD）、尿红细胞、尿白细胞、尿比重、亚硝酸盐，便常规+潜血 |
| | 生化检查 | 肝功能：天门冬氨酸氨基转移酶（AST）、丙氨酸氨基转移酶（ALT）、总胆红素（TBIL）；<br>肾功能：血尿素氮（BUN）、血肌酐（Cr）；<br>血脂：总胆固醇（TC）、甘油三酯（TG）、低密度脂蛋白胆固醇（LDL-C）、高密度脂蛋白胆固醇（HDL-C）；<br>血糖：空腹血糖（GLU），血尿酸（UA）等 |
| | 细胞学检查 | 妇科病理学检查 |
| 辅助检查 | 心电图检查 | 心率及心电图异常结论 |
| | X线检查 | 胸片：肺部、心脏、胸廓、纵隔、膈肌 |
| | 超声检查 | 腹部超声：肝、胆、胰、脾、肾 |
| 体检报告首页 | — | 健康自测问卷、体格检查、实验室检查、辅助检查结果摘要 |

表2　健康体检备选项目表

| 一级目录 | 二级目录 | 主要检查内容 |
|---|---|---|
| 心脑血管疾病风险筛查 | 高血压风险筛查（20岁以上） | 早发高血压家族史、吸烟史、饮酒史、高盐饮食、长期精神紧张、头昏、头痛、眩晕等；诊室血压（连续3次）、动态血压监测、脉搏波传导速度（PWV）、踝臂指数（ABI）、心电图、血管超声、胸部X线照片、眼底血管照相；空腹血糖、血脂四项、同型半胱氨酸、超敏C反应蛋白、肾素等 |
| | 冠心病风险筛查（40岁以上） | 冠心病病史及早发家族史、心前区疼痛、压迫感及胸部不适等；血压、脉搏波传导速度（PWV）、踝臂指数（ABI）、血管内皮功能检查（FMD）、心脏彩色超声、颈动脉超声、动态心电图、心电图运动试验、螺旋CT断层扫描冠脉成像（CTA）；空腹血糖、血脂四项、载脂蛋白a、载脂蛋白b、脂蛋白（a）、血乳酸脱氢酶及其同工酶、血清肌酸激酶及同工酶、肌红蛋白、肌钙蛋白I、血肌酐、尿微量白蛋白、超敏C反应蛋白、白介素-6、肿瘤坏死因子、纤维蛋白原、同型半胱氨酸等 |
| | 脑卒中风险筛查（40岁以上） | 高血压、慢性心房颤动、扩张性心肌病、风湿性心脏病病史及早发家族史、头痛、头昏、眩晕及短暂性脑缺血发作（TIA）等；血压及动态血压检查、脉搏波传导速度（PWV）、踝臂指数（ABI）、血管内皮功能检查（FMD）、心脏彩色超声、颈动脉超声、经颅多普勒（TCD）、眼底血管照相、头颅CT；空腹血糖、血脂（同冠心病）、血肌酐、尿微量白蛋白、血黏度监测、血小板聚集、超敏C反应蛋白、纤维蛋白原、同型半胱氨酸等 |
| | 外周血管病风险筛查（50岁以上） | 高血压或脑卒中家族史，高血压、脑卒中、心房颤动、颈动脉狭窄、腹主动脉瘤等病史，头痛、头晕、乏力、下肢水肿及跛行等；血压及四肢血压测量、足背动脉触诊、颈部、腹部听诊（血管杂音），血管超声，脉搏波传导速度（PWV），踝臂指数（ABI），血管内皮功能检查（FMD）；空腹血糖、血脂（同冠心病）、血肌酐、尿微量白蛋白、超敏C反应蛋白、纤维蛋白原、同型半胱氨酸等 |
| 2型糖尿病风险筛查（35岁以上） | 空腹血糖受损（IFG）、糖耐量异常（IGT）、糖调节受损（IFG+IGT） | 出生体重，糖尿病家族史，妊娠糖尿病、高血压、冠心病史，血糖及血脂异常史，饮食与运动情况，口渴、多饮、多尿、多食、体重下降、倦怠乏力等；体质指数、腰围与腰臀比、脂肪率、血压、脉搏波传导速度（PWV）、踝臂指数（ABI）、血管内皮功能检查（FMD）；空腹血糖、餐后2小时血糖、口服葡萄糖耐量试验（OGTI）、糖化血红蛋白、糖化白蛋白、血脂（同冠心病）、尿糖、尿酮体、尿微量白蛋白、胰岛素、C-肽、超敏C反应蛋白、同型半胱氨酸 |

续表

| 一级目录 | 二级目录 | 主要检查内容 |
|---|---|---|
| 慢性阻塞性肺疾病（COPD）风险筛查（50岁以上，吸烟者40岁以上） | — | 吸烟史、慢性支气管炎、哮喘病史、慢性咳嗽、咳痰、气短、喘息、胸闷等；<br>肺功能检查、肺部X线检查、肺部CT检查；<br>血沉、白细胞、红细胞、红细胞压积等 |
| 慢性肾病（CKD）风险筛查（40岁以上） | — | 肾脏疾病家族史，慢性肾炎及蛋白尿、高血压、糖尿病史等，眼睑水肿、血尿、尿少、疲乏、厌食、恶心、呕吐等；<br>血压、肾脏超声检查；<br>血肌酐、尿微量白蛋白 |
| 恶性肿瘤风险筛查 | 肺癌（50岁以上） | 肺癌家族史、吸烟史、咳嗽、胸痛、痰中带血、长期低热等；<br>肺部低剂量CT，肿瘤标志物：神经元特异性烯醇化酶（NSE）、非小细胞肺癌相关抗原（Cyfra21-1）、癌胚抗原（CEA）、鳞状上皮细胞癌抗原（SCC） |
| | 乳腺癌（35岁以上女性） | 乳腺癌家族史、乳腺疾病史、婚育史、月经史、乳房胀痛（与月经周期无关）、乳头异常分泌物等；<br>乳腺超声检查、乳腺钼钯检查，肿瘤标志物：糖类抗原125（CA125）、糖类抗原15-3（CA15-3）、癌胚抗原（CEA） |
| | 宫颈癌（21岁以上女性） | 宫颈癌家族史、月经史、生育史、不洁性生活史、白带异常、阴道出血等；<br>宫颈超薄细胞学检查（TCT）、人乳头瘤病毒测试（HPV），肿瘤标志物：鳞状上皮细胞癌抗原（SCC）、癌胚抗原（CEA） |
| | 结直肠癌（50岁以上） | 结直肠癌家族史，慢性结肠炎及肠息肉病史，下腹痛、便血、黏液便、大便频次等；<br>肛诊、大便潜血、结肠镜、气钡双重造影，肿瘤标志物：癌胚抗原（CEA）、糖类抗原19-9（CA19-9）、糖类抗原24-2（CA24-2） |
| | 胃癌（50岁以上） | 胃癌家族史、胃溃疡、胃肠息肉病史等，腹痛、腹泻、消瘦、柏油便等；<br>胃镜检查、气钡双重造影、幽门螺旋菌检查（HP）、胃蛋白酶原及胃泌素测定等，肿瘤标志物：癌胚抗原（CEA）、糖类抗原72-4（CA72-4） |
| | 前列腺癌（45岁以上男性） | 前列腺癌家族史、慢性炎症史、反复尿频、尿急及血尿等；<br>前列腺触诊检查、前列腺超声检查，肿瘤标志物：前列腺特异性抗原（PSA）、游离前列腺特异性抗原（F-PSA） |
| 其他项目 | — | 体适能检测、骨密度检测、心理测评、中医体质辨识、功能医学检测等 |

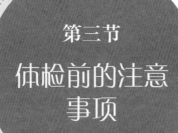

第三节

# 体检前的注意事项

经常有人说，"明天要体检了，今天就不喝酒了"。其实体检前除了不喝酒，还要做一些其他的准备，这样才能保证体检结果是身体状况比较真实的反映。

从体检前三天开始，体检者就要作息正常，不能暴饮暴食，还要做到不熬夜、不过度劳累。体检当天的早上，一般需要禁饮禁食，但是对于患有糖尿病、高血压等慢性病的体检者来说，每天服药不可或缺，体检当天不妨少喝几口水正常服药，这样不大会影响体检结果。除了这些常规准备之外，还有一些事项是男女有别的。

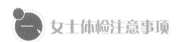 **女士体检注意事项**

（1）准备怀孕或者已经怀孕的女士避免照X线。1个月内有怀孕计划的，请避免X线检查，例如数字化X线摄影（DR）检查、乳腺钼靶摄像、CT等。

（2）月经期间不做妇科检查。女性经期不能做妇检，也不适合留尿样检查。女性体检者要在月经干净3天后再进行体检。如果有些经期不稳定的女性，在体检当天才发现来月经了，可以跟医生沟通，把妇科检查推后，其他体检项目可以正常进行。另外，在体检前的3天内不要有阴道塞药、阴道冲洗，体检前一天避免房事。

（3）分清已婚、未婚检查项目。妇科检查的项目有已婚、未婚之分，体检上的"已婚"不是指法定意义上的身份，而是指有没有性生活史。没有性生活史的女性不要做妇科检查和阴式超声，可以做盆腔超声，同样能达到检查子宫附件的目的。虽然妇科检查只限定在有性生活史的女性进行，但没有性生活史的女性如果有需要还是可以通过问诊、取样检查、双合诊检查等其他方法，达到全面体检的目的。

（4）女性盆腔超声检查需要憋足够的尿，而妇科检查是需要排空尿的。体检者要把握好留取尿液标本的先后次序。

## 二、男士体检注意事项

相比女士们的诸多禁忌，男士们相对轻松多了。不过还是提醒各位男士，如果需要做泌尿系统检查，如肾脏、前列腺的B超检查，最好要憋一点尿，这样才能在B超时看得更清楚。

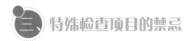

## 三、特殊检查项目的禁忌

（1）进行心电图检查前应安静休息5分钟左

右，不能在跑步、饱餐、冷饮或吸烟后进行检查，这些因素都可能导致心电图异常，从而影响对疾病的判断。

（2）胃镜检查前的6~8小时要禁食，防止插管时呕吐和影响检查所见，检查前还要排空大小便。肠镜检查前3天应吃少渣饮食，检查前1天服泻药以排空肠腔内的粪便。

（3）腹部CT与腹部核磁检查前必须禁食、禁水，以免形成伪影，影响图像质量。其他部位的CT或核磁检查则不必禁食禁水。

做好了体检前的准备，在体检时保持放松的心情也很重要。体检中不要任意放弃某项自己认为不重要的检查，一定要认真填写健康问卷，牺牲几分钟的时间是为了让医生更好地了解体检者整体健康状况和评估体检者的健康风险。团体体检的时候，体检者要服从体检机构工作人员的导引安排，这样才能让各项检查都高效顺畅。

健康体检是健康管理的第一步，也是健康管理非常重要的一环。管理好健康，就从科学体验开始吧。

看懂常用化验
结果

张女士参加了单位组织的健康体检，进行了血液常规、生化、免疫、尿液及便常规各项检验。拿到报告后，她看到每张报告单上都有很多项目，有的项目后面是数字，有的项目后面标着"↑"、"↓"的小箭头，有的项目后面还标有"参考值"、"阴性"或"阳性"等字样。张女士拿着报告单，越看越糊涂，尤其是看到自己有些数值不在参考值范围内，心里非常紧张。于是，她带着报告到体检中心进行咨询。

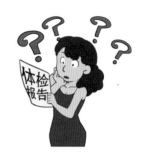

专家告诉张女士说，要想完全看懂报告单，不是一件简单的事情，既需要有专业的医学知识，也需要结合其他的身体检查结果来进行综合判断。但是作为普通人，对检验项目有大致的了解，对检验结果能够正确认识就更好了。

## 一 检验报告单中不同结果的含义

### 1. "参考值"的含义

参考值，通俗地讲，就是一个用于参考、指导判断的数值。它实际上是正常人群中绝大多数人的平均数值，也就是说正常人群中绝大多数人在这个范围内，少数人可以不在这个范围内，它只是统计学上的一个概念。所以，有时检验数值略高于或低于参考值时，医生会说可以视为正常。

此外，同一项目的检测，因为各医疗单位使用的检验方法和仪器不同，参考值也不尽相同。

## 2."阴性"或"阳性"的含义

"阴性"或"阳性"的结果出现于定性检测的项目中，也就是说这类检测只判断检验物质的有或无而不确定其含量。

例如：尿常规检验中尿蛋白呈阳性，表明尿液中可检测出蛋白，但对于蛋白量不做计量；乙型肝炎（简称乙肝）五项检验中乙肝表面抗体阳性，说明可能以往感染过乙肝，或接种过乙型肝炎疫苗，体内存在这种抗体，但对于抗体的量不做计量。

## 3.结果一栏中"数字"的含义

数字结果的出现说明这个检验项目是做定量检测的，这类检测精确地测定样品中某种特定物质的含量，检测结果通常使用国际通用单位来表示。

例如：血液生化学检测中，常用的反应肝功能的指标之一——丙氨酸氨基转移酶（ALT），检测结果为25U/L，"25"是定量检测结果，"U/L"是国际通用单位。

## 4."↑"、"↓"符号的含义

检验结果高于参考值用"↑"表示，检验结果低于参考值用"↓"表示。

 检验项目的意义

### 1.血液检验

主要包括血液常规、血液生化、血液免疫、肿瘤标志物等的检测。正常人的血液为红色、黏稠、不透明液体，由血细胞和血浆组成。血液就是人体的运输队，可给人体各个器官提供营养物质，当身体上任何部分发生病理改变时，都可以引起血液某些成分的改变（增多或减少），对疾病的诊断有很大帮助。

（1）血液常规检验：检测血液中的一些细胞

成分，包括四类主要的项目：白细胞（WBC）、红细胞（RBC）、血红蛋白（HGB）以及血小板（PLT），主要检验项目解读见表3。

（2）血液生物化学检验：主要检测存在于血液中的各种离子、糖类、脂类、蛋白质以及各种酶等多种代谢产物的含量，通常检测的项目主要有反映肝功能、肾功能、心脏功能、糖代谢及产物、血脂类、电解质等的指标，主要检验项目解读见表4~表8。

表3 血液常规主要检验项目解读

| 项目名称 | 英文缩写 | 参考区间 | 结果解读 |
|---|---|---|---|
| 白细胞 | WBC | $(3.5\sim9.5)\times10^9/L$ | （1）WBC增高：<br>生理性：常见于妊娠后期、剧烈运动、饱餐或淋浴后、暴热和严寒环境等；<br>病理性：常见于感染、炎症、中毒、烧伤、大出血、组织损伤、白血病等；<br>（2）WBC减少：<br>病理性：常见于伤寒、副伤寒、疟疾、再生障碍性贫血、急性粒细胞缺乏症、脾功能亢进、放射性照射等 |
| 红细胞 | RBC | 男：$(4.3\sim5.8)\times10^{12}/L$<br>女：$(3.8\sim5.1)\times10^{12}/L$ | （1）RBC增高：<br>生理性：常见于新生儿或高山居住者；<br>病理性：常见于先天性心脏病、慢性肺脏疾病、脱水等；<br>（2）RBC降低：<br>病理性：常见于各种原因引起的失血、溶血、贫血等 |
| 血红蛋白 | HGB | 男：130~175g/L<br>女：115~150g/L | （1）HGB增高：<br>生理性：常见于新生儿或高原地区人群；<br>病理性：常见于真性红细胞增多症、肺心病、大量失水、严重烧伤、肾小球肾炎、高铁血红蛋白血症等；<br>（2）HGB减少：<br>生理性：常见于孕妇及某些老年人；<br>病理性：常见于各种贫血、出血、中毒、脾功能亢进、慢性炎症及寄生虫病等 |

续表

| 项目名称 | 英文缩写 | 参考区间 | 结果解读 |
|---|---|---|---|
| 血小板 | PLT | $(125{\sim}350)\times 10^9/L$ | （1）PLT增高：<br>生理性：常见于运动后或进餐后等；<br>病理性：常见于急性大出血、原发性血小板增多症、溶血后急性感染、真性红细胞增多症、慢性粒细胞白血病及骨髓纤维化早期等；<br>（2）PLT减少：<br>生理性：常见妇女月经期前后等；<br>病理性：常见于再生障碍性贫血、原发性血小板减少性紫癜、放射性损伤、急性白血病、骨髓纤维化晚期、系统性红斑狼疮、弥漫性血管内凝血、脾功能亢进等 |

表 4　肝脏功能主要检验项目解读

| 项目名称 | 英文缩写 | 参考区间 | 结果解读 |
|---|---|---|---|
| 总蛋白 | TP | 65.0~85.0g/L | （1）血清总蛋白及白蛋白增高：常见于由于血清水分减少等各种原因导致的血液浓缩（如严重脱水、休克、饮水量不足）、肾上腺皮质功能减退等；<br>（2）血清总蛋白及白蛋白降低：常见于由于肝细胞功能损害而影响总蛋白与白蛋白的合成、营养不良、蛋白质丢失过多、消耗增加、血清水分增加等；<br>（3）血清总蛋白及球蛋白增高：常见于慢性肝脏疾病、多发性骨髓瘤、系统性红斑狼疮、慢性炎性与慢性感染等；<br>（4）血清球蛋白减低：常见于球蛋白合成减少，如3岁以下的婴幼儿、免疫功能抑制者等 |
| 白蛋白 | ALB | 40.0~55.0g/L | |
| 球蛋白 | GLB | 20.0~30.0g/L | |
| 总胆红素 | TBil | 1.70~20.50μmol/L | 总胆红素增高主要用于判断有无黄疸、黄疸程度及演变过程，还可根据黄疸程度推断黄疸病因及判断黄疸类型 |
| 丙氨酸氨基转移酶 | ALT | 男性：9~50U/L<br>女性：7~40U/L | ALT与AST均显著升高，但ALT升高更明显，是诊断急性病毒性肝炎重要的检测手段。但氨基转移酶（简称转氨酶，包括ALT、AST等）的升高程度与肝脏损伤的严重程度无关。患有慢性病毒性肝炎时，转氨酶轻度上升或正常；患有酒精性肝病、药物性肝炎、脂肪肝、肝癌等非病毒性肝病时，转氨酶轻度升高或正常；患有肝内、外胆汁淤积，转氨酶活性通常正常或轻度上升；患有急性心肌梗死后6~8小时，AST增高；患有其他疾病（如骨骼肌疾病、肺梗死、肾梗死、休克及传染性单个核细胞增多症等），转氨酶轻度升高 |
| 天门冬氨酸氨基转移酶 | AST | 男性：15~40U/L<br>女性：13~35U/L | |

续表

| 项目名称 | 英文缩写 | 参考区间 | 结果解读 |
|---|---|---|---|
| 碱性磷酸酶 | ALP | 女性：<br>16~50岁：<br>35~100U/L<br>50岁以上：<br>50~135U/L<br>男性：<br>15岁以上：<br>40~125U/L | （1）生理性增高：常见于生长发育中的儿童和妊娠中晚期的妇女等；<br>（2）病理性增高：常见于肝胆系统疾病、某些骨骼疾病等 |
| γ-谷氨酰转移酶 | GGT | 男性：10~60U/L<br>女性：7~45U/L | 患有胆道阻塞性疾病时，GGT明显增高；患有脂肪肝、胰腺炎、胰腺肿瘤、前列腺肿瘤等，GGT亦可轻度增高；患有急性和慢性病毒性肝炎、肝硬化、急性肝炎时，GGT呈中等程度升高；患有慢性肝炎、肝硬化的非活动期，GGT正常；患有急性和慢性酒精性肝炎、药物性肝炎时，GGT可呈明显或中度以上升高；当GGT持续升高，则提示病变活动或病情恶化。酗酒者，当其戒酒后GGT可随之下降 |

表5　肾脏功能主要检验项目解读

| 项目名称 | 英文缩写 | 参考区间 | 结果解读 |
|---|---|---|---|
| 肌酐 | Cr | 44~115μmol/L | （1）血肌酐增高：常见于各种原因引起的肾小球滤过功能减退，根据血肌酐的增高程度可鉴别肾前性和肾实质性少尿；<br>（2）血肌酐降低：常见于老年人、肌肉消瘦者等 |
| 尿素 | UE | 2.86~8.20mmol/L | （1）血尿素增高：常见于器质性肾脏功能损害、肾前性少尿（如严重脱水、大量腹水等）、蛋白质分解或摄入过多（如急性传染病、高热、上消化道大出血、大面积烧伤、严重创伤、大手术后和甲亢、高蛋白饮食等）；<br>（2）血尿素降低比较少见，常表示严重肝病 |

续表

| 项目名称 | 英文缩写 | 参考区间 | 结果解读 |
|---|---|---|---|
| 尿酸 | UA | 90~420μmol/L | 在禁食含嘌呤丰富食物3天后，排除外源性尿酸干扰的情况下再采血测定血尿酸，血尿酸水平改变较有意义。<br>血尿酸增高：常见于肾小球滤过功能损伤、遗传性酶缺陷所致的原发性痛风、多种血液病或恶性肿瘤等因细胞大量破坏所致的继发性痛风、长期使用利尿剂和抗结核药吡嗪酰胺、慢性铅中毒和长期禁食者等 |

表6　心肌功能主要检验项目解读

| 项目名称 | 英文缩写 | 参考区间 | 结果解读 |
|---|---|---|---|
| 肌酸激酶 | CK | 25~170U/L | CK水平受性别、年龄、种族、生理状态的影响。男性肌肉容量大，CK活性高于女性；新生儿出生时由于骨骼肌损伤和暂时性缺氧，可使CK增高；运动后可导致CK明显增高，且运动越剧烈、时间越长，CK升高越明显。<br>（1）CK增高：常见于急性心肌梗死、心肌炎和肌肉疾病、溶栓治疗、手术等；<br>（2）CK减低：常见于长期卧床、甲亢、激素治疗等 |
| 乳酸脱氢酶 | LDH | 100~240U/L | LDH增高：常见于心脏疾病、肝脏疾病、恶性肿瘤、贫血、骨骼肌损伤等 |

表7　糖代谢及产物、脂类主要检验项目解读

| 项目名称 | 英文缩写 | 参考区间 | 结果解读 |
|---|---|---|---|
| 血糖 | GLU | 3.90~6.10mmol/L | （1）GLU增高：<br>生理性：餐后1~2小时、高糖饮食、剧烈运动、情绪激动等；<br>病理性：各型糖尿病、内分泌疾病（如甲亢、巨人症、胰高血糖素瘤等）、应激性因素（如颅内压增高、颅脑损伤、中枢神经系统感染、心肌梗死、大面积烧伤、急性脑血管病等）、药物影响（如噻嗪类利尿剂、口服避孕药、强的松等）、肝脏和胰腺疾病（如严重的肝病、胰腺癌等）、其他（如高热、呕吐、腹泻、脱水、麻醉和缺氧等）； |

| 项目名称 | 英文缩写 | 参考区间 | 结果解读 |
|---|---|---|---|
| 血糖 | GLU | 3.90~6.10mmol/L | （2）GLU降低：<br>生理性：饥饿、剧烈运动、妊娠期等；<br>病理性：胰岛素过多（胰岛素用量过大、口服降糖药、胰岛B细胞增生或肿瘤等）、对抗胰岛素的激素分泌不足（肾上腺皮质激素、生长激素缺乏）、肝糖原储存缺乏（急性肝坏死、急性肝炎、肝癌、肝淤血等）、急性乙醇中毒、先天性糖原代谢酶缺乏、消耗性疾病（严重营养不良、恶病质等）、非降糖药物影响（磺胺药、水杨酸等）、特发性低血糖等 |
| 糖化血红蛋白 | HbA1c | 4.0%~6.0% | HbA1c水平高低主要取决于血糖水平、高血糖持续的时间，HbA1c生成量与血糖浓度成正比。HbA1c的代谢周期与红细胞的寿命基本一致，因此其反映了近2~3个月的平均血糖水平 |
| 总胆固醇 | TC | 2.30~5.70mmol/L | 血中TC水平受年龄、家族、性别、遗传、饮食、精神多种因素影响，其值男性高于女性，体力劳动者低于脑力劳动者。<br>（1）TC增高：常见于由动脉粥样硬化所致的心脑血管疾病、胆汁淤积、高脂血症、糖尿病、长期吸烟者、长期饮酒者、服用某些药物等；<br>（2）TC减低：常见于甲亢、严重肝病、贫血、营养不良、服用某些药物等 |
| 甘油三酯 | TG | 0.11~2.30mmol/L | TG受饮食影响大，应空腹12~16小时后测定。<br>（1）TG增高：常见于冠心病、原发性高脂血症、肥胖症、糖尿病等；<br>（2）TG减低：常见于低脂蛋白血症、严重的肝脏疾病、吸收不良、甲亢等 |
| 高密度脂蛋白 | HDL-C | 0.83~1.97mmol/L | （1）HDL-C增高：对防止动脉粥样硬化、预防冠心病有重要作用；可用于评价冠心病的危险性；<br>（2）HDL-C降低：常见于动脉粥样硬化、糖尿病、肾病综合征、应用某些药物等 |
| 低密度脂蛋白 | LDL-C | 1.90~3.80mmol/L | （1）LDL-C增高：与冠心病呈正相关，常见于遗传性高脂蛋白血症等；<br>（2）LDL-C减低：常见于无脂蛋白血症、甲亢、消化吸收不良等 |

续表

| 项目名称 | 英文缩写 | 参考区间 | 结果解读 |
|---|---|---|---|
| 脂蛋白（a） | LP（a） | 0~300mg/L | 血清LP（a）水平的个体差异性较大，LP（a）水平高低主要由遗传因素决定，基本不受性别、饮食和环境的影响。LP（a）作为动脉粥样硬化的独立危险因子，与动脉粥样硬化、冠心病、心肌梗死冠状动脉搭桥术后或经皮腔内冠状动脉成形术后再狭窄或脑卒中的发生有密切关系。可将LP（a）含量作为动脉粥样硬化的单项预报因子，或确定是否存在冠心病的多项预报因子之一。LP（a）增高还可见于1型糖尿病、肾脏疾病、炎症、手术或创伤后以及血液透析后等 |
| 载脂蛋白A1 | ApoA1 | 1.20~1.80g/L | （1）ApoA1增高：可以直接反映HDL-C的水平，因此也可以预测和评价冠心病的危险性。ApoA1水平与冠心病发病率呈负相关，而且更精确，更能反映脂蛋白状态，是诊断冠心病的一种较灵敏的指标；（2）ApoA1减低：见于家族性低脂蛋白疾病、急性心梗、糖尿病、慢性肝病、肾病综合征和脑血管病等 |
| 载脂蛋白B | ApoB | 0.60~1.14g/L | ApoB可直接反映LDL-C水平，所以其增高与动脉粥样硬化、冠心病的发生率呈正相关，也是冠心病的危险因素。另外，ApoB可用于评价冠心病的危险性和降脂治疗效果等 |

表8 电解质类主要检验项目解读

| 项目名称 | 英文缩写 | 参考区间 | 结果解读 |
|---|---|---|---|
| 钾 | K | 3.50~5.30mmol/L | （1）血钾增高：常见于摄入过多、排出减少、细胞内钾外移增多、假性高钾等；（2）血钾减低：常见于摄入不足、丢失过多、分布异常、假性低钾等 |
| 钠 | Na | 137.0~147.0mmol/L | （1）血钠增高：常见于摄入过多、水分摄入不足、水分丢失过多、内分泌病变等；（2）血钠减低：常见于丢失过多、细胞外液稀释、消耗性低钠、摄入不足等 |
| 钙 | Ca | 2.03~2.67mmol/L | （1）血钙增高：常见于摄入过多、溶骨作用增强、钙吸收增加、肾功能损害等；（2）血钙减低：常见于摄入不足及吸收不良、成骨作用增强、肾脏疾病等 |

| 项目名称 | 英文缩写 | 参考区间 | 结果解读 |
|---|---|---|---|
| 氯 | Cl | 99.0~110.0mmol/L | （1）血氯增高：常见于摄入过多、排出减少、脱水、肾上腺皮质功能亢进、呼吸性碱中毒、低蛋白血症等；<br>（2）血氯减低：常见于摄入不足、丢失过多等 |
| 磷 | P | 0.80~1.50mmol/L | （1）血磷增高：常见于内分泌疾病、排出障碍、吸收增加等；<br>（2）血磷减低：常见于摄入不足或者吸收障碍、丢失过多、转入细胞内等 |

（3）血液免疫学检验：主要是检测人体血液中具有诊断价值的肝炎病毒抗原和抗体，目前常见的肝炎病毒主要有乙型肝炎病毒及丙型肝炎病毒。乙肝检测项目有5项，即通常所说的乙肝两对半，它包括：乙肝表面抗原（HBsAg）、乙肝表面抗体（HBsAb）、乙肝e抗原（HBeAg）、乙肝e抗体（HBeAb）、乙肝核心抗体（HBcAb），它们是最常见的乙肝病毒标志物，用来判断是否感染乙肝，乙肝五项常见检验项目组合结果解读见表9；丙型肝炎（简称丙肝）检测项目通常检查丙肝抗体（HCV-Ab），是机体感染丙肝病毒的标志。

### 2. 尿液常规检验

尿液是人体泌尿系统排出的代谢产物，是身体大循环里的"清道夫"，是反映肾脏发生病理变化的窗口，对其进行检查有助于泌尿系统疾病及其他系统疾病的诊断。尿液常规检查包括：化学检查及有形成分分析，主要检验项目解读详见表10。

### 3. 粪便常规检验

粪便是人体或者动物食物残渣的排泄物，主要由肠道未吸收的食物残渣、消化道分泌物、肠道黏膜脱落物、细菌、无机盐和水等成分组成，通过此项检查可较直观地了解胃肠道一些病理现象，间接地判断消化道、胰腺、肝胆的功能状况。便常规主要检验项目解读见表11。

表 9　乙肝五项常见检验项目组合结果解读

<table>
<tr><th colspan="5">检验项目</th><th rowspan="2">结果解读</th></tr>
<tr><th>乙肝表面抗原 HBsAg</th><th>乙肝表面抗体 HBsAb</th><th>乙肝e抗原 HBeAg</th><th>乙肝e抗体 HBeAb</th><th>乙肝核心抗体 HBcAb</th></tr>
<tr><td>+</td><td>-</td><td>+</td><td>-</td><td>+</td><td>通常说的"大三阳"，急性或慢性肝炎，有传染性，处于活动期间，提示乙肝病毒（HBV）复制活跃，传染性强</td></tr>
<tr><td>+</td><td>-</td><td>-</td><td>+</td><td>+</td><td>通常说的"小三阳"，属于慢性携带者，传染性弱</td></tr>
<tr><td>+</td><td>-</td><td>-</td><td>-</td><td>+</td><td>通常说的"小二阳"，急性乙肝感染阶段或慢性乙肝表面抗原携带者，传染性较弱</td></tr>
<tr><td>-</td><td>+</td><td>-</td><td>-</td><td>+</td><td>以往感染过乙肝，现在仍有免疫力</td></tr>
<tr><td>-</td><td>-</td><td>-</td><td>+</td><td>+</td><td>急性乙肝病毒感染恢复期或有既往感染史，少数仍有传染性</td></tr>
<tr><td>-</td><td>+</td><td>-</td><td>+</td><td>+</td><td>急性乙肝恢复期，以前感染过乙肝，有免疫力</td></tr>
<tr><td>-</td><td>+</td><td>-</td><td>-</td><td>-</td><td>以往感染过乙型肝炎或接种过乙肝疫苗，接种疫苗后获得性免疫</td></tr>
<tr><td>-</td><td>-</td><td>-</td><td>-</td><td>-</td><td>过去和现在未感染乙肝</td></tr>
<tr><td>-</td><td>-</td><td>-</td><td>-</td><td>+</td><td>以往感染过乙肝，但未产生乙肝表面抗体</td></tr>
</table>

**注**　只检测HBsAg单独一项且结果呈阳性，常见于乙肝潜伏期或急性期，HBV所致的慢性肝病、迁延性和慢性活动性肝炎，肝炎后肝硬化或原发性肝癌等。血清HBsAg仅为HBV携带标志，不能直接反映病毒复制程度、传染性强弱及预后等情况，还需要进行乙肝二对半或乙肝病毒DNA（HBV-DNA）检测。

表 10　尿常规主要检验项目解读

| 项目名称 | 英文缩写 | 参考区间 | 结果解读 |
|---|---|---|---|
| 尿比重 | SG | 1.003~1.030 | （1）SG增高：<br>生理性：常见于缺水；<br>病理性：常见于急性肾炎、蛋白尿、糖尿病、休克等；<br>（2）SG降低：<br>生理性：常见于大量饮水；<br>病理性：常见于慢性肾炎、恶性高血压、尿崩症等 |

续表

| 项目名称 | 英文缩写 | 参考区间 | 结果解读 |
|---|---|---|---|
| 尿酸碱度 | pH | 5.0~9.0 | （1）pH增高：常见于频繁呕吐、泌尿系统感染、服用重碳酸盐药物、碱中毒等；<br>（2）pH降低：常见于糖尿病、痛风、酸中毒、慢性肾炎等 |
| 尿蛋白 | PRO | 阴性 | （1）PRO生理性异常：常见于精神过度紧张、严寒、剧烈运动、高温作业、妊娠期等；<br>（2）PRO病理性异常：常见于肾炎、肾病综合征等 |
| 尿糖 | GLU | 阴性 | （1）GLU生理性异常：常见于过量食用糖类食品、妊娠后期、剧烈运动等；<br>（2）GLU病理性异常：常见于外伤性颅内出血、急性心梗、糖尿病、甲亢、慢性肾炎、肾病综合征等 |
| 尿酮体 | KET | 阴性 | （1）KET生理性异常：常见于营养不良、饥饿、妊娠、剧烈运动后等；<br>（2）KET病理性异常：常见于严重酮症酸中毒，急性肠胃炎伴脱水、严重呕吐腹泻、中毒性休克、甲亢等 |
| 尿亚硝酸盐 | NIT | 阴性 | NIT异常，常见于各种杆菌引起的泌尿系统感染、菌尿症、亚硝酸盐导致的食物中毒等 |
| 尿胆原 | URO | 阴性或弱阳性 | URO异常，常见于某些肝脏疾病，错误输血、严重感染引起的溶血性黄疸等 |
| 尿胆红素 | BIL | 阴性 | BIL异常，常见于某些肝脏疾病、各种黄疸等 |
| 尿潜血 | BLD | 阴性 | （1）BLD生理性异常：常见于剧烈运动、重体力劳动或久站后等；<br>（2）BLD病理性异常：常见于肾炎、肾结石、肿瘤、血栓性血小板减少性紫癜、心肌梗死、多发性肌炎等 |
| 尿白细胞 | IEU | 阴性 | IEU异常，常见于各种泌尿系统感染等 |
| 尿沉渣红细胞 | RBC | 男：0~4个/μl<br>（0~0.72个/HP）<br>女：0~6个/μl<br>（0~1.08个/HP） | 尿沉渣镜检红细胞检查异常，常见于泌尿系统结石、肾结石、肾炎、泌尿系统肿瘤等 |

续表

| 项目<br>名称 | 英文<br>缩写 | 参考区间 | 结果解读 |
|---|---|---|---|
| 尿沉渣白<br>细胞 | WBC | 男：0~5个/μl<br>（0~0.9个/HP）女：0~10<br>个/μl<br>（0~1.8个/HP） | WBC检查异常，常见泌尿系统感染等 |
| 尿沉渣上<br>皮细胞 | EC | 男：0~4个/μl<br>（0~0.72个/HP）<br>女：0~8个/μl<br>（0~5.04个/HP） | 尿沉渣中肾小管上皮细胞增多常见于肾小管病变等。尿沉渣中移行上皮细胞增多常见于膀胱炎、肾盂肾炎等。尿沉渣中鳞状上皮细胞大量增多并伴有白细胞，常见于炎症等 |

表 11　便常规主要检验项目解读

| 项目名称 | 参考区间 | 异常结果解读 |
|---|---|---|
| 性状与颜色 | 黄褐色<br>柱状、成形、软便 | （1）稀水样便，常见于各种感染或非感染性腹泻；<br>（2）米泔样便，常见于霍乱、副霍乱；<br>（3）柏油样便，常见于上消化道出血；<br>（4）脓血便，常见于阿米巴痢疾、溃疡性结肠炎或直肠癌；<br>（5）鲜血样便，常见于下消化道出血；<br>（6）糊状便，常见于过量饮食及消化不良；<br>（7）黏液便，常见于肠炎 |
| 粪便显微镜检查 | （1）白细胞偶见；<br>（2）红细胞未见；<br>（3）上皮细胞偶见；<br>（4）食物残渣少量；<br>（5）脂肪滴小于6个 | （1）白细胞增多，常见于细菌性痢疾、结肠炎等；<br>（2）红细胞增多，常见于肠道下段炎症或出血等；<br>（3）上皮细胞增多，常见于假膜性肠炎、结肠炎等；<br>（4）食物残渣增多，常见于慢性胰腺炎、胰腺功能不全、消化不良、各种腹泻、肠炎等；<br>（5）脂肪小滴增多，常见于肠蠕动亢进、腹泻、消化不良等 |
| 粪便潜血检验 | 阴性 | 粪便潜血病理性异常，常见于消化道溃疡、急性胃黏膜损伤、肠结核、溃疡性结肠炎、消化道恶性肿瘤等 |

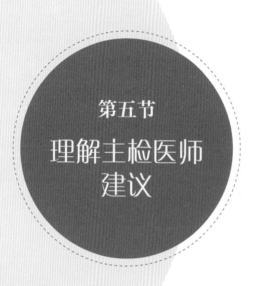

第五节

理解主检医师
建议

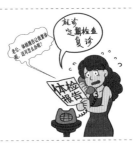

王女士拿到单位体检报告，回家后迫不及待地打开报告，从头到尾、仔仔细细地阅读了一遍。当看到医生提出的健康指导建议时，她顿时心跳加速，满眼都是"复查"、"就诊"、"随诊"、"定期检查"、"进一步检查"等字样，就跟马上就得住院似的，特别让人紧张。王女士糊涂了，这可怎么办呢？

其实，这些专业术语没有那么恐怖。体检报告一般分成三个部分：一是临床体格检查，是指一般检查、内科、外科、妇科及五官科；二是医技检查，是使用大型专业医疗设备进行的检查，包括心电图、放射影像、彩超及血生化检测等；三是主检报告，是主检医师根据体检者所有体检资料进行综合分析，对其中的阳性体征、阳性检查结果，做出体检结论及给予相应的健康指导建议。

根据体检结论中疾病或阳性结果的轻重缓急，健康指导建议也会分出不同的等级。

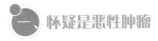

## 一 怀疑是恶性肿瘤

恶性肿瘤是健康体检中发现的最严重的疾病之一。恶性肿瘤就是大家常说的癌，对体检者的健康和生命的威胁是相当大的，应该争取早诊断、早治疗。

如果发现影像学检查占位，肿瘤标记物异常增高，细胞学检查异常如女性宫颈细胞学检查异常，大便潜血阳性，或者没有明显原因的贫血等异常情况，主检医师就会及时通知体检者，建议体检者尽快去专科医院进一步检查，争取早日确诊或排除，并且会进行后期跟踪随访。

## 二、需要临床治疗

有以下情况时，主检医师一般会建议体检者及时去专科门诊就诊治疗，以免延误病情：① 冠心病，心电图提示可能发展为严重的心律失常及心肌缺血；② 高血压患者血压控制不理想；③ 糖尿病患者血糖控制不理想或连续数年血糖增高而未进一步诊治者；④ 血脂异常还合并高血压、冠心病、糖尿病等高危基础疾病；⑤ 慢性疾病出现并发症，比如高血压患者出现肾功能损害，糖尿病患者出现眼底损害、周围神经病变及肾功能损害等；⑥ 急性疾病如肝功能明显异常、血常规明显异常、泌尿系统感染、泌尿系统结石等。

## 三、随病情发展可能需要治疗

肝、肾囊肿、肝血管瘤、肾错构瘤、子宫肌瘤等，属于良性病变，但如果持续发展，长大到一定程度时，也需要临床治疗；对于甲状腺结节、乳腺结节、胆囊息肉、附件囊肿来说，大部分也属于良性病变，但随着其病变的逐渐发展，小部分病灶会发生质的改变。因此主检医师会建议体检者定期进行复查，时间为三个月、半年及一年不等。

## 四、需近期复查

体检中，有些检查指标仅仅超出正常值上限很小的范围或临界状态，如血压、血糖、血脂、尿常规、血常规、尿酸、转氨酶等，这时不必紧张，往往可能与身体异常状况有关，如体检前过度劳累、感冒、饮酒、暴饮暴食、剧烈运动等情况，均有可能引起上述指标轻度异常，所以主检医师往往会建议体检者调整好身体状况后再进行复查。但是对于肿瘤标记物的结果来说，轻度升高一般临床意义不大，主检医师会建议体检者复查或连续复查，并注意观察数据的动态变化。如持续升高，则需去专科门诊就诊。

本书所列检验项目只是常规检验中最基本的检测项目，也是对疾病的诊断和健康评估最有意义的项目，总检医生会根据每个人的检验结果、临床症状及其他辅助检查进行综合判断。所以，不要因为某一项或几项检测结果有问题就恐慌，一定要按照医嘱积极进行其他必要的检查，从而明确病因，准确诊断、正确治疗，使自己的身体更加健康，更好地工作和生活。

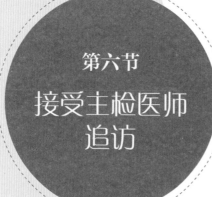

第六节

接受主检医师
追访

体检结束后，体检者需要等待一段时间才能拿到体检报告。请不要着急，体检机构一般都会通知具体什么时间内出体检报告。

等待期间，或许有的体检者会接到体检机构或单位的电话，被告知有某个项目高危或者异常，建议去医院进一步诊断和治疗，而且下一步还会接着进行追踪随访。这时有的体检者可能会非常害怕，怀疑是不是得了特别严重的疾病；有的体检者会感到愤怒，觉得医生是小题大做，干脆不予理睬。其实这些做法都是不正确的，应正确对待医生的追踪和随访，并对高危阳性发现给予重视。

## 正确对待医生的追踪和随访

健康体检是围绕体检者的健康为中心进行的身体检查，在体检者的身体还没有出现明显疾病的时候，检查才更有意义。通过检查，医生发现疾病线索和健康隐患，而以后对疾病的进一步检查则属于诊治疾病的医疗范畴。因此，主检医师给体检者的建议在这里起到了承上启下的桥梁作用。

由于健康体检仅仅是对体检者整体健康状况的某一个横断面的检查，而疾病的发生、发展通常又具有时间的延续性，并且由于每位体检者选择检查项目的不同，提供疾病线索的力度自然也不一样。所以主检医师虽然可以准确判定这些重要线索的价值，但可能无法明确判定这些线索在整个疾病中的价值。也就是说这些线索提供的对判定疾病价值的蛛丝马迹，还需在医疗范畴中去进一步考验。

举个简单的例子，张女士在单位体检时，乳腺超声提示乳腺结节，边界欠清，内含有微小钙化，高度怀疑乳腺癌。主检医师建议张女士去乳腺外科进一步检查以明确诊断。张女士遵从医嘱就诊，乳腺外科行穿刺活检，结果病理排除了乳腺癌，但还是存在癌变风险，仍然需要定期复查，以尽早发现癌变、早期治疗。所以当体检者被告知出现高危异常情况时，不必大惊失色，更不能盲目拒绝，只是需要认真依从主检医师的建议进一步检查即可，以免失去最佳治疗时期。

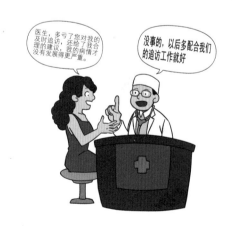

 二、对高危阳性发现予以重视

高危阳性发现概括来讲就是"恶性肿瘤、器官系统功能衰竭、甲乙类传染病和不能立即处理、可能危及生命或者增加致残率的疾病"，其中最常见的是恶性肿瘤。发现高危阳性异常，主检医师会在第一时间通知到受检者个人或单位，建议及时去医院进一步检查，并于一段时间后进行随访，监督体检者是否已经就诊并同时获知检查后确诊的结果。这样，经过一段时间的密切观察和多角度的检查，可以为体检者争取最宝贵的确诊时间和早期治疗时机，同时也可以增加体检结论的精确性，让医生积累更多的宝贵经验。

所以，跟踪随访不是一种无所交代的托词，不应对其不予理睬，而是犹如面对一个证据不足的可疑犯，既不能立即逮捕，也不能放任不管，于是就监视、调查他，证据确凿时，即确定证据或者排除证据后，再决定是逮捕还是放过他。

因此，体检者要和主检医师共同配合，真正让健康体检起到防患于未然的作用。

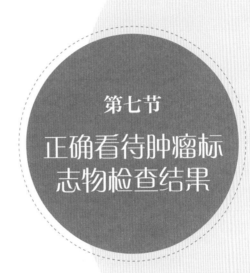

第七节

正确看待肿瘤标志物检查结果

物资公司的张大姐今年40多岁了，患有多年的结肠炎和直肠息肉，半个月前单位组织体检时发现血液检查项目中肿瘤标志物"癌胚抗原"轻度增高。拿着刚刚返回的体检报告单，张大姐心里七上八下的，"难道说我真的摊上了那倒霉的癌症吗？"张大姐的担心也是许多体检者的担心，正因为这项标志物检查冠以"肿瘤"两个字，所以大家一见到指标不在正常范围内就非常紧张。

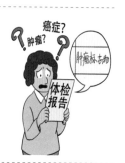

恶性肿瘤成为威胁人类生命的"头号杀手"已是一个不可争辩的事实，它如同心脑血管病一样成为了常见病。目前之所以大多数恶性肿瘤的治疗效果不佳，主要原因是患者来院就诊时病情已非早期。因此，恶性肿瘤的防控重点是早诊断、早治疗。

那么能不能发明一种检查手段，能及早地发现是否患有癌症呢？医学家们也怀着这种朴素的想法，苦苦摸索出一种"神奇"的检查方式——肿瘤标志物检查。

肿瘤标志物是由肿瘤细胞本身合成、释放，或是机体对肿瘤细胞反应而产生或升高的一类物质。肿瘤标志物存在于血液、细胞、组织或体液中，反映肿瘤的存在和生长。所谓肿瘤标志物检查就是通过化学、免疫学及生物学等方法对肿瘤标志物进行测定，检查的结果对肿瘤的诊断、疗效和复发的监测、预后的判断具有一定的价值。

那么如何正确看待肿瘤标志物的检查结果呢？

首先肿瘤标志物升高，不一定就是患上恶性肿瘤了。肿瘤标志物检查虽然是恶性肿瘤诊断中的重要手段，但并不是确诊肿瘤的"金标准"，作为一种实验室指标，它的敏感度和特异度都不可能达到100%。肿瘤标志物正常参考值范围是以正常人及非肿瘤患者中大量人群验证得来的，并非绝对值。不同年龄、不同人群、不同地区参考值可能不同。

而且，肿瘤标志物不是恶性肿瘤所特有的，在很多良性疾病，甚至是正常人群生理变化时也可能出现检测水平升高的情况，如病毒性肝炎和肝硬化患者以及孕妇的甲种胎儿球蛋白（AFP）可能升高，梗阻性黄疸或风湿病患者的糖类抗原19-9（CA19-9）数值可以高出正常值数倍，前列腺肥大和前列腺炎患者可能有前列腺特异性抗原（PSA）的轻、中度升高，子宫内膜异位症患者可能有糖类抗原125（CA125）的轻、中度升高，甚至长期吸烟者癌胚抗原（CEA）也会有轻度升高；只是通常情况下恶性肿瘤者升高程度更显著。另外，一些检查、治疗及生活习惯也可能影响肿瘤标志物检测的结果。如直肠指检、前列腺穿刺、前列腺按摩后前列腺特异性抗原（PSA）可能升高，而抗雄激素治疗后则可抑制

前列腺特异性抗原（PAS）产生。

其次，肿瘤标志物不高，不一定就没有恶性肿瘤。因为即使患者已经发生恶性肿瘤，肿瘤标志物也不一定全由肿瘤细胞表达并分泌。此外，肿瘤标志物表达状态还取决于肿瘤标志物是否能由相关途径到达患者血液、分泌物、体液之中，即便二者均达到了，检测的技术手段、标本的存留条件等一系列环节都会对肿瘤标志物的表达水平产生影响。如汗液、唾液和其他体液中均含有鳞状上皮细胞癌抗原（SCC），如果标本污染了上述体液可造成SCC假阳性结果。神经元特异性烯醇化酶（NSE）存在于红细胞、浆细胞、血小板中，标本溶血或放置过久可造成NSE升高。不同检测方法及不同实验室的检测结果可能存在一定的差别。因此，单纯依赖一次化验结果进行判断是不可取的。

因此，肿瘤标志物检查对于肿瘤的诊断只能起到警示和提醒的作用。对于肿瘤标志物升高，既要引起高度重视，同时也不要过度地担心和害怕，要全面、客观、认真地对待。实际上某一肿瘤的诊断是根据患者的症状、实验室检查、影像

检查，再经过医生综合分析后才能被确诊。肿瘤的最高诊断依据是病理学诊断，任何一个单项检查仅用于辅助诊断，是不能确定肿瘤的发病的。患者应该配合医生完成各项相关检查，以便及早做出正确诊断。

所以，如果某次体检发现某项肿瘤标志物指标轻度升高，不必过于紧张，可到医院找专家咨询，排除潜在影响检测结果的因素，并在检测后1~2个月再次复查。如果再次检查恢复正常或较之前没有明显变化则临床意义不大。如果体检中发现某个或某几个肿瘤标志物都显著升高或动态持续升高则应高度警惕，需要到三甲医院或专科医院进一步通过B超、CT、核磁共振检查（MR）、内镜或最先进的PET/CT❶等手段检查，必要时须通过病理检查明确诊断。

常见肿瘤标志物中英文名称对照表及主要临床意义见表12。

---

❶　PET/CT：PET 是 正 电 子 发 射 断 层 显 像（Positron Emission Tomography）的缩写，是一种先进的核医学影像技术；CT 是计算机断层摄影术（Computed Tomography）的简称，是一种临床已广泛应用，且仍在迅速发展的 X 线断层成像技术。将这两种技术有机地整合到同一台设备上，并把不同性质的图像进行同机融合显示，即形成了 PET/CT。

表 12 常见肿瘤标志物中英文名称对照表及主要临床意义

| 中文名称 | 英文缩写 | 主要临床意义 |
|---|---|---|
| 甲种胎儿球蛋白（甲胎蛋白） | AFP | AFP是肝细胞和生殖细胞肿瘤的标志物，是原发性肝癌最灵敏、最特异的一种指标。AFP显著升高一般提示原发性肝癌，但未发现与肿瘤大小、恶性程度有相关。AFP中度升高常见于酒精性肝硬化、急性肝炎等。AFP可用于肝癌的诊断、疗效预后监测，但阴性结果并不能排除原发性肝癌。AFP还有助于睾丸癌、胃癌、卵巢癌、胚胎性瘤的鉴别诊断 |
| 癌胚抗原 | CEA | CEA是乳腺癌、肺癌、胃癌、结肠癌、直肠癌、胰腺癌、胆道肿瘤等诊断和治疗的指标，有助于检测肿瘤的复发，预后判断 |
| 糖类抗原125 | CA125 | CA125是上皮性卵巢癌的主要标志物，常用于监控已诊断为卵巢癌患者，检测治疗效果及预后。CA125升高还可见于子宫内膜炎、乳腺癌、胃肠道肿瘤等 |
| 糖类抗原15-3 | CA15-3 | CA15-3是检测乳腺癌患者特别是癌转移情况的重要指标，水平异常升高提示乳腺癌的局部或全身复发。CA15-3升高还可见于肺癌、卵巢癌、胰腺癌、结直肠癌 |
| 糖类抗原19-9 | CA19-9 | CA19-9是胰腺癌敏感标志物，有助于胰腺癌的鉴别诊断和病情监测。部分卵巢癌、淋巴瘤、肺癌、胃癌、食道癌和乳腺癌患者CA19-9也有升高 |
| 糖类抗原242 | CA242 | CA242是一种黏蛋白型糖类抗原，可作为胰腺癌和结肠癌较好的肿瘤标志物，其灵敏度与CA19-9相仿，但特异性、诊断效率则优于CA19-9 |
| 糖类抗原72-4 | CA72-4 | CA72-4升高常见于胃肠道癌、卵巢癌、肺癌、胰腺癌、肝硬化、肺病、卵巢良性疾病等 |
| 非小细胞肺癌相关抗原21-1 | Cyfra21-1 | Cyfra21-1是非小细胞肺癌最有价值的血清肿瘤标志物，尤其对肺鳞癌的早期诊断、疗效观察、预后监测有重要意义。另外，Cyfra21-1对恶性胸水、间皮瘤、横纹肌浸润性膀胱癌的敏感性和特异性也较高 |
| 神经元特异性烯醇化酶 | NSE | NSE是监测小细胞肺癌的首选标志物。NSE升高还常见于神经母细胞瘤、支气管癌、精原细胞瘤、良性肺病和中枢系统疾病 |
| 前列腺特异性抗原 | PSA | 前列腺特异性抗原二项（T-PSA、F-PSA）：PSA是前列腺疾病的最佳标志物，T-PSA升高一般提示前列腺存在病变（前列腺炎、良性增生或癌症等）。血清T-PSA测定有时不能明确鉴别前列腺癌和前列腺良性增生，F-PSA（游离前列腺特异性抗原）和T-PSA（总前列腺特异性抗原）联合检测得出的F-PSA/T-PSA比值，有利于两者的鉴别。前列腺癌患者的F-PSA/T-PSA比值明显降低，前列腺良性增生患者的F-PSA显著增高 |
| 游离前列腺特异性抗原 | F-PSA | |

| 中文名称 | 英文缩写 | 主要临床意义 |
|---|---|---|
| 鳞状上皮细胞癌抗原 | SCC | SCC常用于子宫颈癌、肺鳞癌、食道癌、肛门癌、皮肤癌、口腔癌等鳞状上皮细胞癌的诊断监测 |
| 铁蛋白 | SF | SF升高常见于甲胎蛋白阴性或低值的肝癌、已发生转移的胃癌、肠癌、食管癌、鼻咽癌、白血病缓解期等 |
| $\beta_2$微球蛋白 | $\beta_2$-MG | $\beta_2$-MG与骨髓瘤、恶性血液病（慢粒、淋巴瘤）和多种实体肿瘤（胆管癌、肝癌、胃癌、结直肠癌、食道癌、肺癌、膀胱癌）的发病相关。另外，某些非肿瘤疾病（肾脏疾病、肝炎、肝硬化、风湿性关节炎等）也可致其增高 |